Qi Gong & Schwangerschaft

Andrea Depner

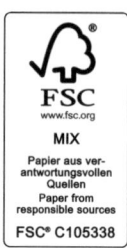

IMPRESSUM:

Inhalt und Text: © by Andrea Depner, www.luna-entspannungspraxis.de

Bild auf Titelseite: Andrea Depner

Fotografie: Luisa Martins de Almeida

Layout: Stefanie Scherbel, www.derfotohof.de

Herstellung und Verlag: BoD - Books on Demand, Norderstedt

ISBN 978-3-7322-4977-0

Für Jana, Niklas und Felix.

Ein schönes Zitat von Khalil Gibran:

Eure Kinder sind nicht eure Kinder.
Es sind die Söhne und Töchter
der Sehnsucht des Lebens nach sich selber.
Sie kommen durch euch, aber nicht von euch.
Und obwohl sie mit euch sind, gehören sie euch doch nicht.
Ihr dürft ihnen eure Liebe geben, aber nicht eure Gedanken,
denn sie haben ihre eigenen Gedanken.
Ihr dürft ihren Körpern ein Haus geben,
aber nicht ihren Seelen,
denn ihre Seelen wohnen im Haus von morgen, das ihr nicht
besuchen könnt, nicht einmal in euren Träumen.

Inhalt

Übungen

Schwangerschaft ist ein körperliches und emotionales Wechselspiel. Je näher die Geburt rückt, umso stärker erleben viele Frauen einerseits Kraft und Zuversicht, andererseits aber auch Schwangerschaftsbeschwerden und innere Unruhe. Mit Qi Gong-Übungen fällt es werdenden Müttern leichter im Gleichgewicht zu bleiben.

Viele Frauen erleben ihre Schwangerschaft als eine von Glücksmomenten geprägte Lebensphase, in die sich durchaus auch gemischte Gefühle einschleichen: Wie verändert sich mein Körper? Werde ich eine gute Mutter sein? Wird alles gut gehen? Wie soll ich bloß liegen mit dem riesigen Bauch? Ziemlich schlafraubend kann manchmal auch die innere Unruhe oder nächtliches Sodbrennen sein. Gerade der Beckenboden wird gefordert. Dieses Geflecht aus Muskel, Bändern und Bindegewebe, einer Hängematte gleich, muss Stabilität bieten, um die Gebärmutter und das heranwachsende Kind zu tragen. Gleichzeitig muss es elastisch sein, um das Becken für die Geburt zu öffnen.

Qi Gong in der Schwangerschaft ist ein individuelles Üben. Ein wichtiges Element ist das lange Ausatmen. Zu lernen, wie einem der Atem durch die Wehen trägt und wie viel Kraft und Gelassenheit er uns schenkt.

Es geht insbesondere um innere Achtsamkeit und den Wechsel von Anspannung und Entspannung, nicht um Körperkraft und Akrobatik. Diese taoistische Übungsreihe spricht mehr den Gefühlskörper als den Muskelkörper an.

Ich möchte die Bedeutung von Schwangerschaft und Geburt nochmals unterstreichen. Auch wenn die Schwangerschaft in der Stille unseres Körpers ihren Anfang nimmt, stellen sich in den späteren Monaten, meist ab dem 7. Monat, gravierende Veränderungen ein. Das Baby nimmt an Gewicht zu, sitzt tief im Becken und verschafft sich im Mutterleib seinen Raum. Um diesen Raum zu beschaffen, bedarf es ausgeprägter organischer Veränderung und Umstellung. Die Blase, das Zwerchfell, der Darm und der Magen werden verschoben. Durch das Vorschieben des Babys wird die Lendenkrümmung in der Wirbelsäule verstärkt. Es können Schmerzen, Beschwerden und Ermüdungserscheinungen auftreten. Eine Lendenkrümmung kann die Wirbelsäule in Mitleidenschaft ziehen. Durch die Übungen kräftigen wir die Beweglichkeit und Geschmeidigkeit im Kreuzbeinbereich.

Bei den Qi Gong Übungen für Schwangere werden spezielle Aspekte berücksichtigt. Es wird der Beckenbereich gezielt gelockert. Durch Positionen wie die tiefe Hocke weitet sich der Beckenausgangsraum und sie ist auch als Gebärposition effektiv. Durch die Ruhe und innere Einkehr können die Übungen helfen, vegetative Funktionen wie den Blutdruck oder den Puls auszugleichen. Ebenso die Funktionen wie der Schlaf oder die Verdauung können günstig beeinflusst werden.

Eine Stärkung der Bauchmuskulatur ist sinnlos und würde nur den Druck im Bauch erhöhen und zu einer Anspannung im Bereich des Beckens führen. Durch das Vorschieben des Bauches ist es umso ratsamer, die Wirbelsäule zu stärken und durch üben positiv zu beeinflussen.

Schwangerschaft ist immer ein sehr spannendes Thema und eine besondere Zeit für die werdende Mama. Diese Übungen schaffen Erleichterung, Ausgeglichenheit, Freude und ein Stück zu sich kommen und wohlfühlen. Auch wenn die Übungen besonders für die Schwangerschaft und Geburt nützlich sind, sollte man sie unmittelbar nach der Entbindung wieder aufnehmen. Eine erlernte aufrechte Haltung und die erlernten Energieübungen können nur von Nutzen sein. Natürlich können Sie die Übungen auch in Zukunft fortsetzen und sie zu einem festen Bestandteil Ihres Tagesprogramms werden lassen.

HINWEIS:
Nichtgeübte sollten mit den Übungen bis zum Ende des 3. Monats warten. Ansonsten können die Übungen bis zum Ende der Schwangerschaft ausgeführt werden und natürlich auch in der Zeit nach der Entbindung.

In der chinesischen Medizin sollte der Beckenboden während der Schwangerschaft nicht angespannt werden. Diese Übungen ersetzen keinen Arzt. Sollten gesundheitliche Bedenken vorliegen, bitte immer fachärztlichen Rat einholen.

Was ist Yin und Yang?

Die chinesische Medizin betrachtet den Körper unter den Gesichtspunkten von Yin und Yang. Der gesunde Zustand zeichnet sich durch ein dynamisches Gleichgewicht von Yin und Yang aus. Dementsprechend ist ein ungesunder Zustand durch ein Ungleichgewicht zwischen Yin und Yang-Anteilen des Körpers gekennzeichnet.

YIN ist zum Beispiel: die rechte Körperhälfte, die Frau, der vordere Körper, der Mond, ist der Erde zugeordnet und den Speicherorganen. Das Schriftzeichen Yin heißt übersetzt: „die Schattenseite des Berges" und steht für Eigenschaften wie Kälte, Stille, Passivität, Dunkelheit und Innenseite.

YANG ist zum Beispiel: die linke Körperhälfte, der Mann, der hintere Körper, die Sonne, ist dem Himmel zugeordnet und den Hohlorganen. Das Schriftzeichen Yang heißt übersetzt: „ die Sonnenseite des Berges" und steht für Eigenschaften wie Wärme, Aktivität, Licht, Außenseite und Ausdruck.

ZUORDNUNG DER MERIDIANE ZU DEN FÜNF ELEMENTEN

Der Milz-Pankreasmeridian und Magenmeridian ist dem Element **ERDE** zugeordnet. Der Herz- und Dünndarmmeridian dem Element **FEUER**, der Lungen- und Dickdarmmeridian dem Element **METALL**, der Blasen- und Nierenmeridian dem Element **WASSER** und der Gallenblasen- und Lebermeridian ist dem Element **HOLZ** zugeordnet.

Was sind Meridiane?

Meridiane sind Energieleitbahnen des Körpers. Es gibt zwölf Hauptmeridiane und acht Sondermeridiane.

Das Qi, sozusagen unsere Lebensenergie auf physischer und energetischer Ebene, fließt in den Meridianen sanft und harmonisch. Die Meridiane ziehen sich auf beiden Seiten des Körpers von der Schädeldecke bis zu den Zehen. Die meisten von ihnen sind nach dem Organ benannt, das ihnen zugeordnet ist. Auf den Meridianlinien befinden sich auch die Akkupunkturpunkte. Aufgabe der Bahnen ist es, im Körper eine energetische Netzstruktur zu bilden. Sie verbinden das Innere mit dem Äußeren und sind die Wege für Qi und Blutfluss im Körper. Die Funktion der Sonderleitbahnen ist es, als Qi und Blutspeicher zu agieren. Die wichtigsten Sonderleitbahnen sind der Du Mai (Lenkergefäß) und Ren Mai (Konzeptionsgefäß).

Die zwölf Hauptmeridiane sind: Lunge-, Dickdarm-, Magen-, Milz-/Pankreas-, Herz-, Dünndarm-, Blase-, Niere-, Kreislauf-/Sexus-, Dreifacherwärmer-, Gallenblase- und Lebermeridian.

KURZBESCHREIBUNG DER FUNKTION DER 12 HAUPTMERIDIANE:

LUNGENMERIDIAN: steuert die gesamte Atemfunktion und ist der Yin-Energie zugeordnet. Sein Energiekreislauf ist von 3 – 5 Uhr. Er steht für Kommunikation, Bewusstheit und Freiheit.

DICKDARMMERIDIAN: steuert die Funktion aller Schleimhäute, der Zähne und der Haut. Er ist der Yang-Energie zugeordnet. Sein Energiekreislauf ist von 5 – 7 Uhr. Er steht für Informationsaufnahme, Urwissen, Wasserresorption, Ausscheidung, Immunabwehr und Erinnerung.

MAGENMERIDIAN: ist die Quelle der fünf Geschmacksrichtungen, er hat eine Yin–Funktion der Verdauung und ist hilfreich bei Durchblutungsstörungen. Er ist der Yang-Energie zugeordnet. Sein Energiekreislauf ist von 7 – 9 Uhr. Er steht für Erkenntnis, Ernährung, Speiseröhre, Magen, Zwölffingerdarm, Verdauung und das Aufschließen der Nahrung.

MILZ-/PANKREASMERIDIAN: ist die Quelle der fünf Geschmacksqualitäten, steuert die Verdauung, Leberfunktion, Koliken, steuert den Herzrhytmus. Er ist der Yin Energie zugeordnet. Sein Energiekreislauf ist von 9 – 11 Uhr. Er steht für Verstehen und Verarbeitung von Erfahrungen, Milz, Bauchspeicheldrüse, Blutreinigung und die Verarbeitung der Nahrung.

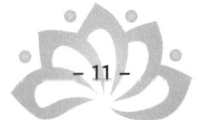

HERZMERIDIAN: ist verantwortlich für die psychische Energie, vegetative Regulation und den funktionellen Ausgleich im kleinen Kreislauf. Er ist der Yin-Energie zugeordnet. Sein Energiekreislauf ist von 11 – 13 Uhr. Er steht für Liebe, Emotion, Impulsivität.

DÜNNDARMMERIDIAN: ist verantwortlich um die Nahrungsmittel aufzunehmen und zu verarbeiten und in Nährstoffe zu verwandeln. Er ist der Yang-Energie zugeordnet. Sein Energiekreislauf ist von 13 – 15 Uhr. Er steht für Abwehr, Offenheit, Lebensqualität, Dünndarm, Lymphe, Nahrungsaufnahme.

BLASENMERIDIAN: ist von Bedeutung für den Zustand aller fließenden Körpersäfte, z.B. das Blut, Harn, Speichel, Tränen und Verdauungssäfte. Er ist der Yang-Energie zugeordnet. Sein Energiekreislauf ist von 15 – 17 Uhr. Er steht für Entwicklung, Loslassen, Harnblase und Harnröhre, Wasserfluss und Ausscheidung.

NIERENMERIDIAN: reguliert die Konzentration aller nicht fließenden Körperflüssigkeiten, z.B. Gelenkflüssigkeit, Schleimhäute, Lymphknoten und Drüsen. Er ist der Yin-Energie zugeordnet. Sein Energiekreislauf ist von 17 – 19 Uhr. Er steht für Stabilität, Gleichgewicht, Nebenniere, Wasserhaushalt, Hormon-Säure-Mineralstoffregulierung.

KREISLAUF-/SEXUSMERIDIAN: wird als Schutzwall des Herzens bezeichnet. Seine Wirkung erstreckt sich auf Herzbeschwerden, Unruhe, psychische Labilität, Hämorrhoiden und Herzschmerzen. Er steht für Schutz, Kapillargefäße, Nerven, Energie-, Wärme- und Stoffwechselregulierung.

DREIFACHERWÄRMERMERIDIAN: ist die Quelle der Nerven, Lymphdrüsen und des endokrinen Systems. Er reguliert die Atmung, Verdauung und Ausscheidung. Er wird z.B. eingesetzt bei Migräne, Zahn-, Hals- und Nackenschmerzen. Er ist der Yang-Energie zugeordnet. Sein Energiekreislauf ist von 21 – 23 Uhr. Er steht für Schutz, Energieverteilung, Nerven, Wärme, Stoffwechselregulierung.

GALLENBLASENMERIDIAN: hat eine besondere Bedeutung für die Psyche. Er wirkt auf die Gallenblase und Gallenwege ein und reguliert die Leber. Er wird der Yang – Energie zugeordnet. Sein Energiekreislauf ist von 23 – 1 Uhr. Er steht für Körper, Geist und Seele.

LEBERMERIDIAN: wirkt auf Leberbeschwerden und auf den venöslymphatischen Anteil. Er ist der Yang-Energie zugeordnet. Sein Energiekreislauf ist von 1 – 3 Uhr. Er steht für Entgiftung, Blutbildung, Stoffwechsel und Regeneration.

Quelle: ChiKung Großmeister Chian Zettnersan

Meridianverlauf

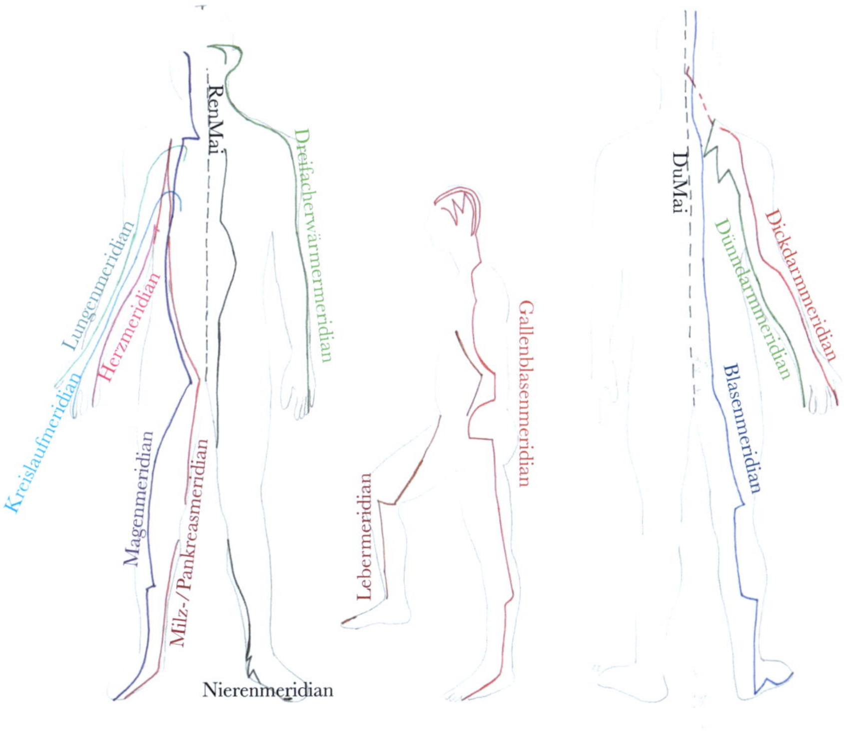

RenMai

Dreifacherwärmermeridian

Lungenmeridian

Herzmeridian

Kreislaufmeridian

Magenmeridian

Milz-/Pankreasmeridian

Lebermeridian

Gallenblasenmeridian

Nierenmeridian

DuMai

Dickdarmmeridian

Dünndarmmeridian

Blasenmeridian

ZU MEINER PERSON:

Ich bin Andrea Depner, geboren im Zeichen des Löwen im Jahr 1975. Ich bin ChiKung (Qi Gong) Therapeutin der Deutsch-Chinesischen Akademie, Mutter von drei Kindern und mir selbst haben diese Übungen immer sehr geholfen. Deshalb war es mir auch ein tiefes herzliches Anliegen diese Übungen weiterzugeben.

KONTAKT:
andrea@luna-entspannungspraxis.de
www.luna-entspannungspraxis.de

Vorbereitungsübungen

1. BEWUSSTE ACHTSAMKEIT

Eine bewusste Achtsamkeit oder Aufmerksamkeit, die wir mit den Körperübungen verbinden, verleiht uns die Fähigkeit, unseren Körper energetisch zu versorgen und durch bewusste Konzentration und mitzählen der einzelnen Übungswiederholungen, richten wir unsere Aufmerksamkeit gezielt nach innen. Hinzu kommt die bewusste Ein- und Ausatmung. Unser Geist kommt zur Ruhe und entspannt sich.

2. VERWURZELUNGSÜBUNG – VERBINDUNG MIT DER MUTTER ERDE

Wir stehen aufrecht, die Beine sind durchgestreckt und die Arme hängen locker an der Körperseite. Wir spüren in unseren Stand hinein, und schließen die Augen. Unsere Aufmerksamkeit ist nach innen gerichtet. Wir fühlen in unsere Fußsohlen, wie diese auf dem Boden stehen. Wir werden langsam locker in den Knien und lassen dort die Anspannung nach unten sinken. Vor unserem geistigen Auge stellen wir uns einen Baum vor. Die Beine sind der Baumstamm der fest auf der Erde steht, der Oberkörper sind die Blätter, die beweglich im Wind sind. Und aus unseren Fußsohlen lassen wir Wurzeln in den Boden wachsen, die uns mit der Erde verbinden. Mit diesem Bild vor unserem geistigen Auge nehmen wir bewusst 3 tiefe Atemzüge und öffnen danach die Augen.

3. AUFRICHTUNGSÜBUNG – VERBINDUNG ZUM HIMMEL

Wir lenken unsere Aufmerksamkeit auf den höchsten Punkt des Kopfes, genauer gesagt, auf den Mittelpunkt der Verbindungslinie zwischen den beiden Ohrspitzen am höchsten Punkt der Schädeldecke. Dieser Punkt heißt „Baihui". Stellen wir uns nun einen hauchzarten Seidenfaden vor, der an diesem Punkt befestigt ist und uns, wie bei einer Marionette, nach oben mit dem Himmel verbindet.

Beginnen sie nach dieser Einstimmung auf den Körper mit den folgenden Übungen:

Meridianmassage der Arme

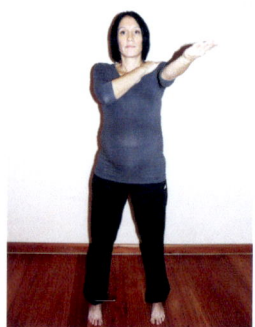

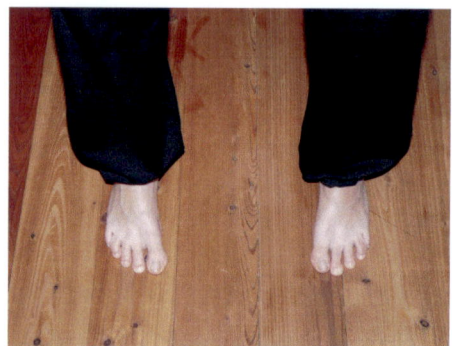

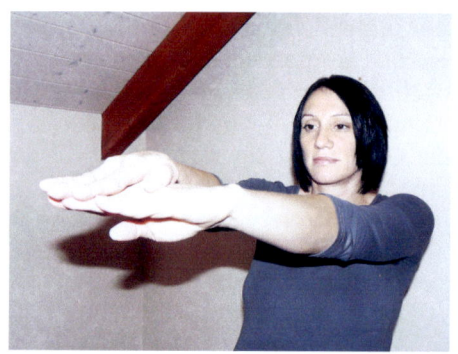

GRUNDSTELLUNG:

Beine schulterbreit auseinander, Füße stehen parallel zueinander.

Strecke einen Arm nach vorne aus. Lege die andere Hand auf der Schulter des gestreckten Armes auf.

Die Handfläche des gestreckten Armes schaut nach oben.

Die Zungenspitze liegt sanft hinter den oberen Schneidezähnen, somit ist der Sondermeridianverlauf (Du Mai und Ren Mai) geschlossen. Streife an der Innenseite der Arme nach unten bis vor zu den Fingerspitzen.

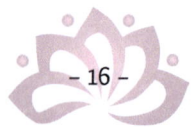

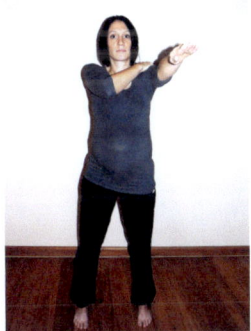 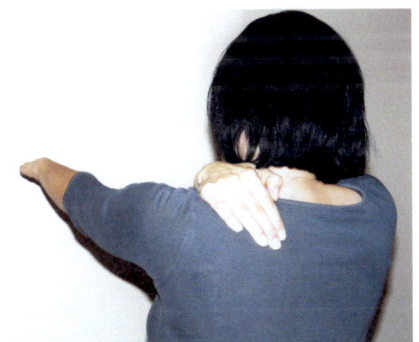

Drehe dann den Arm und streife die Außenseite (Oberseite) des Armes wieder nach oben zur Schulter zurück.

Wenn du oben an der Schulter angekommen bist, streife kreisförmig ganz bewusst weiter über die Schulter bis zu den Schulterblättern Richtung Halswirbelsäule und wieder zurück, so dass die Hand wieder wie in der Ausgangsposition auf der Schulter liegt.

Beginne mit 18 Wiederholungen und steigere dich nach und nach auf 36 Wiederholungen.

Das gleiche dann mit dem anderen Arm.

WIRKUNG: *Diese leicht auszuführende Massage dient der Vorbereitung des Körpers, zur Entspannung der Muskulatur und zur Anregung des Energieflusses der Armmeridiane (Lunge-, Dickdarm-, Kreislauf-, Dreifacherwärmer und Dünndarmmeridian). Sie wirken „besänftigend" fürs Herz.*
Durch die bewusste Atmung werden der Du Mai und Ren Mai Meridian verschlossen und die Energiezentren des Körpers aktiviert und ausgeglichen.

Meridianmassage an den Beinen

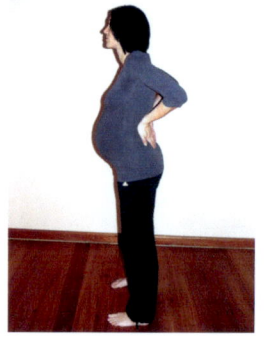 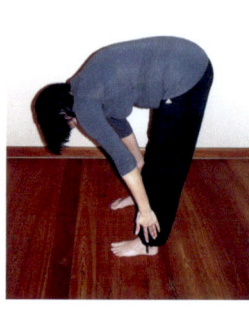 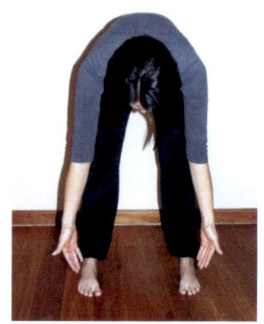

GRUNDSTELLUNG FÜR DIE MERIDIANMASSAGE AN DEN BEINEN

Die Füße stehen hüftbreit und parallel zueinander.

Lege die Hände auf die Nieren auf – spüre wie die Handinnenflächen die Nieren wärmen. Verweile in dieser Position für ein paar tiefe Atemzüge. In den Nieren konzentriert sich die Ursprungsenergie das „Yuan Qi". Durch regelmäßige Massagen dieser Region können Lendenschmerzen vorgebeugt werden, die möglicherweise Probleme bereiten, wenn sich der Bauch zunehmend nach vorne wölbt.

Dort befindet sich auch der energetische Schutz vor Kälteeinflüsse, bzw. unser Wärmespeicher des Körpers. Stelle dir in dieser Position vor, das du dort die Wärme und Energie speichern kannst.

Beuge deinen Rücken nach vorne und verweile in dieser Position für die Dauer dieser Übung. Gehe in dieser Position nur so weit nach unten, wie es für dich noch angenehm ist.

Streife die Rückseite der Beine, ausgehend von der Grundhaltung (die Hände liegen auf den Nieren) mit der Handinnenfläche, nach unten bis nach vorne zum kleinen Zeh, ab. Gehe mit den Handflächen wieder nach oben zu den Nieren und streife wieder die Beinrückseite nach unten bis zum kleinen Zeh ab. Der Oberkörper bleibt nach vorne gebeugt. 18 bis 36 Wiederholungen. Komme dann Wirbel für Wirbel langsam wieder mit deinem Oberkörper in den Stand und lockere kurz deinen Körper, z.B. durch kurzes Ausschütteln der Arme und Beine.

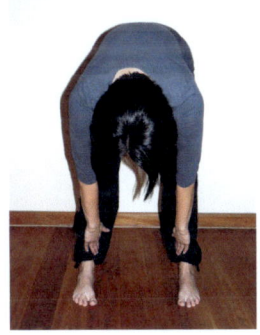 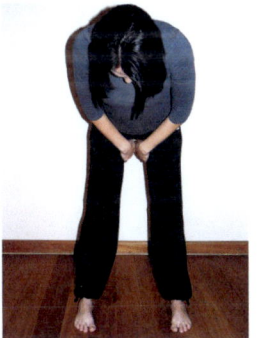 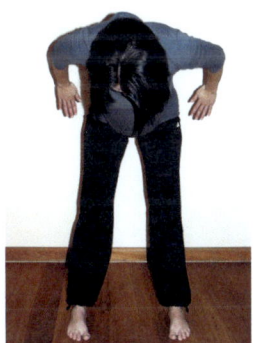

WIRKUNG: *Diese leicht auszuführende Massage dient der Vorbereitung des Körpers, zur Entspannung der Muskulatur und zur Anregung des Energieflusses der Beinmeridiane (Blase-, Nieren- und Gallenblasenmeridian). Sie wirken energiebringend und haben eine ausgleichende Wirkung auf den gesamten Körper.*

Beuge dann deinen Oberkörper nach vorne, soweit wie es für dich angenehm ist und du wieder für 18 bis 36 Wiederholungen in dieser Position verweilen kannst.

Beginne an der großen Zeheninnenseite und streife nun die Innenseite der Beine nach oben ab.

Wenn du nicht so weit nach unten kommst, beginne an der Beininnenseite, dort wo es für dich noch angenehm ist. Danach nach hinten abstreifen, so als wolle man alles „Überschüssige" aus dem Körper ausstreifen.

WIRKUNG: *Diese leicht auszuführende Massage dient der Vorbereitung des Körpers, zur Entspannung der Muskulatur und zur Anregung des Energieflusses der Beinmeridiane (Milz-, Pankreas-, Leber- und Magenmeridian). Diese Übung hat eine reinigende, entgiftende und entschlackende Wirkung auf den Körperorganismus.*

Zentrierungsübung

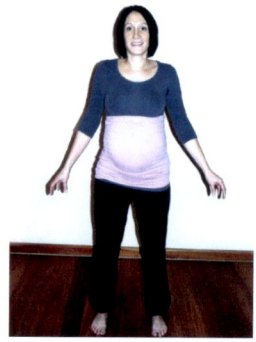 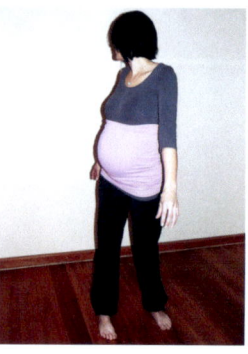 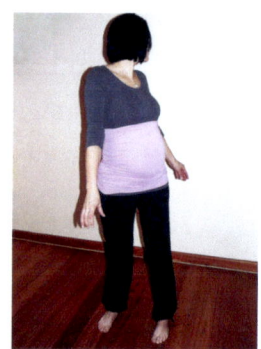

GRUNDSTELLUNG DER ZENTRIERUNGSÜBUNG

Arme zur Seite, so als würde ein Tischtennisball unter die Achseln passen. Die Hände umfassen gedanklich einen Hula-Hup-Reifen. Die Füße stehen schulterbreit und parallel zueinander. Verweile ein paar Atemzüge in dieser Position und zentriere dich gedanklich. Das heißt, verbinde dich mit dem Himmel und verbinde dich mit der Erde (siehe Vorbereitungsübungen).

Drehe deinen Oberkörper zur Seite und blicke so weit nach hinten, wie es für dich angenehm ist. Die Beine und Füße bleiben stehen. Atme nach hinten aus. Und komme dann wieder zur Mitte zurück und atme dabei ein.

Das gleiche auf der anderen Seite.

Wiederhole diese Übung für jede Seite 18 Mal.

WIRKUNG: *Diese Übung dient zur Dehnung der Wirbelsäule und des Rumpfes, aktiviert das Becken und den Blutkreislauf, harmonisiert unsere innere Mitte und festigt unseren Stand der Füße. Die Entspannung der Füße ist in der Schwangerschaft besonders wichtig. Es kommt manchmal vor, das sich die Füße infolge der plötzlichen Gewichtszunahme zusammenziehen und somit die Last schlecht verteilt wird.*

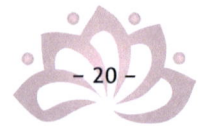

Hüftkreisen

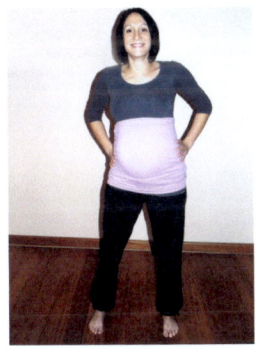 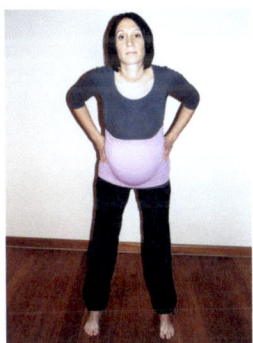

Lege die Hände an die Hüfte. Der Daumen zeigt nach hinten. Kreise mit der Hüfte 36 Mal im Uhrzeigersinn. Zuerst ganz langsam, dann kannst du nach und nach das Tempo erhöhen. Und danach in die Gegenrichtung, also gegen den Uhrzeigersinn.

Achte auf die Fußstellung, die Füße wieder möglichst parallel zueinander.

Ziehe deine Kreise ganz weit nach vorne, und achte darauf, das du nicht zu weit nach hinten kreist und dabei in ein Hohlkreuz kommst.

WIRKUNG: *Die kreisende Bewegung trägt dazu bei, die Beweglichkeit des Beckens und der Lenden zu verbessern, bei Kreislaufbeschwerden, Krampfadern, kalten Füßen und Verstopfung.*

Yang-Drachen-Atmung

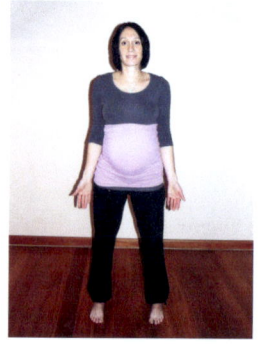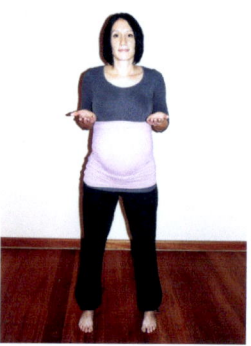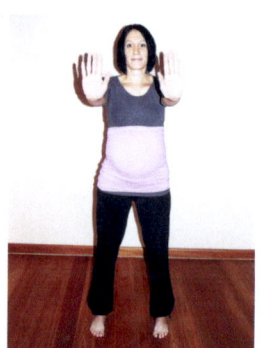

GRUNDSTELLUNG

Die Arme und Schultern sind ganz locker. Die Handinnenflächen zeigen nach vorne. Die Füße sind schulterbreit auseinander und wir stehen aufrecht und locker in den Knien.

Durch die Nase einatmen und die Arme von unten nach oben - seitlich der Brust ziehen und den Körper aufrichten. Beim einatmen ist der Mund geschlossen und die Zungenspitze sanft in der Mitte der oberen Zahnreihe positioniert.

Die Hände nach vorne schieben bis der Arm ganz durchgestreckt ist und dabei durch den Mund langsam ausatmen. Jetzt wird die Zungenspitze sanft in der Mitte der unteren Zahnreihe positioniert.

WIRKUNG: *Dieser Abschnitt wirkt besonders stärkend auf die Leber-, den Dreifacherwärmer-, Lunge- und Dickdarmmeridian, bringt Frische und Energie, schafft Ausgeglichenheit, Ruhe und Harmonie.*

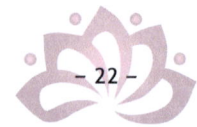

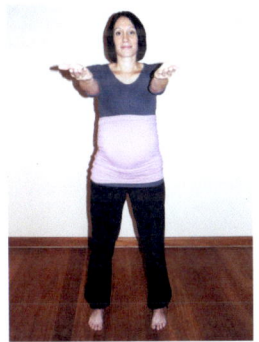 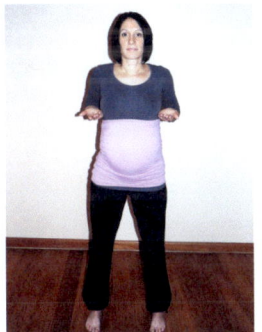 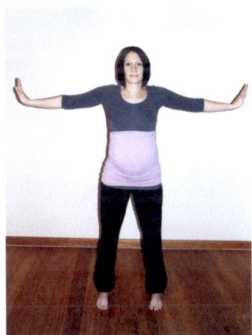

Die Handflächen drehen, so dass die Innenflächen nach oben schauen. Jetzt die Arme zur Brust (seitlich) zurückziehen, dabei durch die Nase einatmen. Zungenspitze in die Mitte der oberen Zahnreihe positionieren.

Die Handinnenflächen zur Außenseite drehen und die Hände aufstellen. Die Arme zur waagrechten langsam ausstrecken. Dabei wieder durch den Mund ausatmen. Zungenspitze wieder in der Mitte der unteren Zahnreihe positioniert.

WIRKUNG: *Dieser Abschnitt wirkt besonders stärkend auf die Leber- und den Dreifacherwärmermeridian, entspannt das Herz und den Kreislauf, sowie Lungen- und Nierenmeridian.*

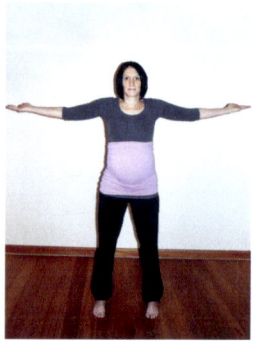 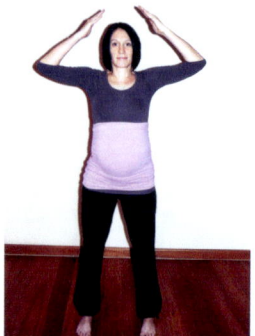 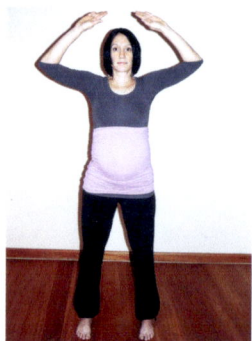

Die Hände drehen, so dass die Handinnenflächen nach oben zeigen, langsam durch die Nase einatmen und die Arme langsam an den Ellbogen einknicken und die Handflächen Richtung Ohren bewegen (Zungenspitze – obere Zahnreihe). Gedanklich ein Schutzdach (Dreieck) bilden, für einen kurzen Moment Position und Atmung halten. Handflächen nach außen drehen.

Langsam die Arme noch oben strecken und dabei durch den Mund beginnen auszuatmen (Zungenspitze untere Zahnreihe). Der Blick ist nach oben in den Himmel gerichtet.

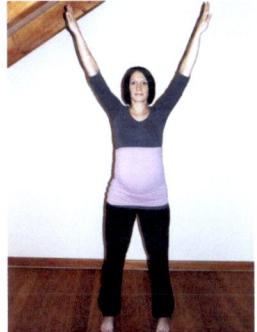 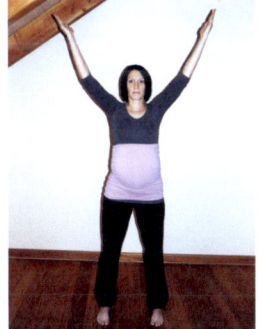 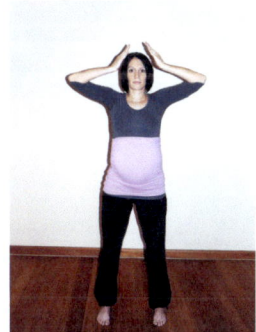

Handflächen zeigen nach außen, die Arme sind oben durchgestreckt, wie einen „Trichter" bilden und gedanklich Licht und Sonnenenergie von oben in den Körper einfließen lassen. In dieser Position die Ausatmung beenden.

WIRKUNG: *Dieser Abschnitt wirkt besonders auf den Leber- und Dreifacherwärmermeridian, öffnet den Ren Mai, sowie den Lungen-, Magen- Milz- und Pankreas-Meridian. Reinigt die Lymphdrüsen.*

Handflächen nach innen drehen, die Licht- und Sonnenenergie aufnehmen und dabei durch die Nase einatmend die Handflächen zum Kopf (zu den Ohren) ziehen. Die Energie gedanklich durch den Kopf, Scheitel, Gesichtsseiten, Hals und an der Körperseite seitlich nach unten ziehen (Zunge an der oberen Zahnreihe positioniert).

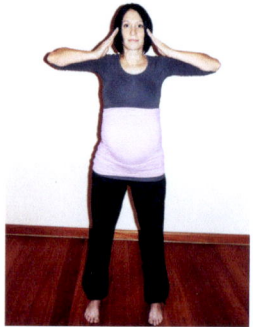 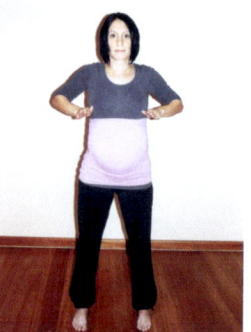 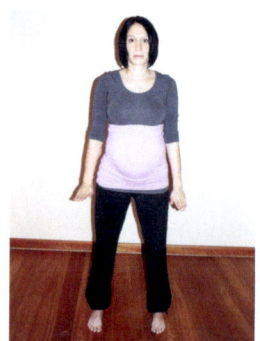

Bis hierhin, auf Herzhöhe, einatmen.

In Höhe der Brust, mit nach unten geöffneten Handinnenflächen beginnen durch den Mund auszuatmen (Zungenspitze Mitte untere Zahnreihe) bis zum Schambein. Danach gedanklich die verbrauchte Energie nach unten in die Erde ableiten.

WIRKUNG: *Diese Position öffnet den Du Mai Meridian, sowie Herz-, Lunge-, Kreislauf/Sexus- und Dreifacherwärmermeridian. Entspannt den Milz- und Pankreasmeridian.*

Wiederhole diese Übung 9 Mal.

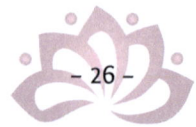

Die Heldin

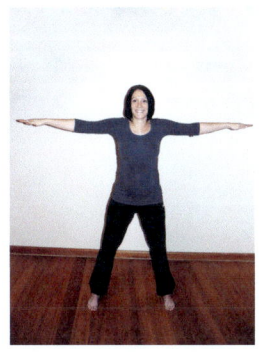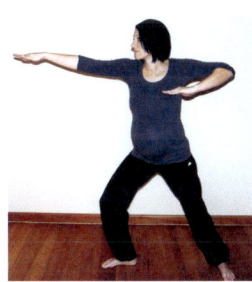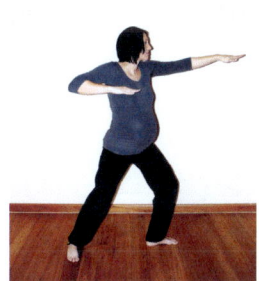

GRUNDHALTUNG:

Die Beine etwas breiter als hüftbreit auseinander stellen. Die Füße stehen parallel zueinander. Die Arme waagrecht zur Seite ausstrecken und die Handflächen schauen nach unten. Spüre wie die Energie der Erde durch die Fußsohlen in den Körper nach oben steigt.

Den rechten Fuß nach außen stellen (90 Grad Drehung). Der linke Fuß bleibt stehen wie in der Grundstellung. Auf der rechten Seite leicht in die Knie gehen. Den linken Arm zur Brust nach vorne ziehen und dem rechten Arm nachschauen. In dieser Position mehrere Atemzüge verweilen. Dann zurück in die Ausgangsposition = Grundstellung Heldin.

Das gleiche auf der anderen Seite. Den linken Fuß nach außen stellen (90 Grad Drehung). Der rechte Fuß bleibt stehen, wie in der Grundstellung. Auf der linken Seite leicht in die Knie gehen. Den rechten Arm zur Brust nach vorne ziehen und dem linken Arm nachschauen. In dieser Position mehrere Atemzüge verweilen. Dann zurück in die Ausgangsposition = Grundstellung Heldin.

WIRKUNG: *Die Stellung entwickelt körperliche Kraft und Durchhaltevermögen. Energetisch wirkt sie harmonisierend und erdend. Geistig steht sie für Mut und inneres Heldentum.*

Pfeil und Bogen aus den „8 Brokaten"

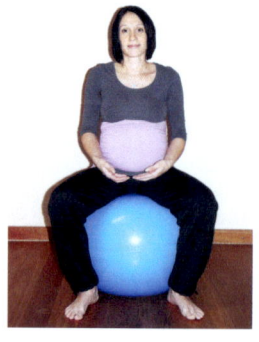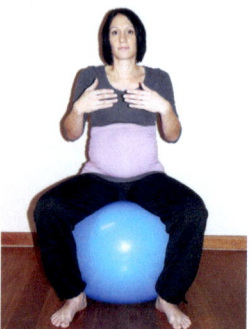

Diese Übung kann im Sitzen und Stehen ausgeführt werden.

Dazu stellen wir uns in die Grundhaltung oder setzen uns auf einen Gymnastikball. Die Hände bilden eine „Schale".

Wir ziehen die Hände von unten nach oben vor unserem Herzbereich.

Wir atmen dabei durch die Nase ein.

WIRKUNG: *Diese Übung dient der Anregung der Blut- und Sauerstoffzirkulation und dem Energiefluss im Dünndarmmeridian.*

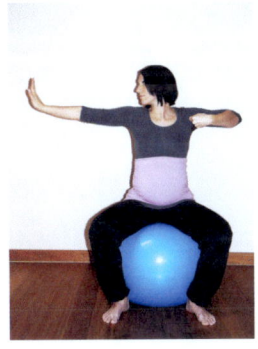
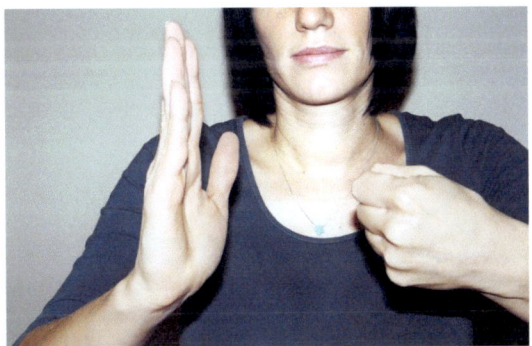

Spanne den Bogen zur rechten Seite und stelle die rechte Handfläche auf. Atme dabei aus.

Die linke Hand zur Faust mit guter Spannung in beiden Armen. Der Blick geht über den Mittelfinger der rechten Hand. In dieser Position für ein paar Atemzüge ein und ausatmen.

Beide Oberarme sollten in der gleichen Höhe angespannt sein.

Und das gleiche zur anderen Seite.

Wiederhole diese Übung 9 Mal.

Nackenmassage

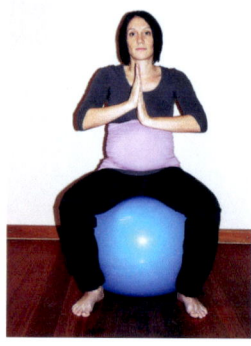 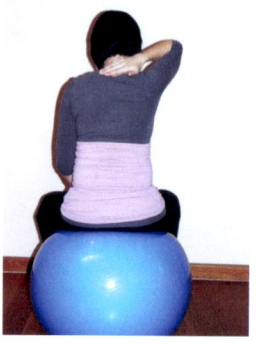 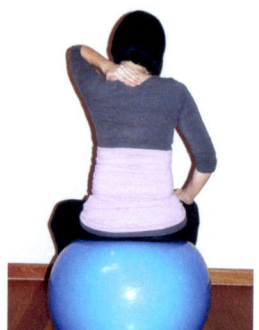

Die Hände kräftig aneinander reiben. Dadurch werden unter anderem die „Handherzen" stimuliert. Der Rücken ist aufrecht und gerade, die Füße fest auf dem Boden. Diese Übung kann auch im Schneidersitz auf dem Boden ausgeführt werden.

Mit der rechten Hand den Nacken waagrecht hin und her reiben. So weit und fest wie es angenehm ist. Zähle dabei bis 18.

Das gleiche mit der linken Hand

WIRKUNG: *Diese Übung dient der Massage der Halswirbelsäule und zur Stimulierung des Rückmarks bzw. des Nervensystems.*

Das Drehen der Himmelssäule

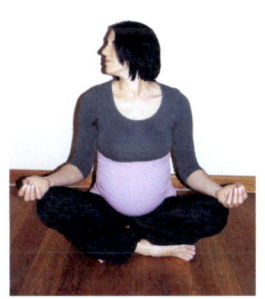 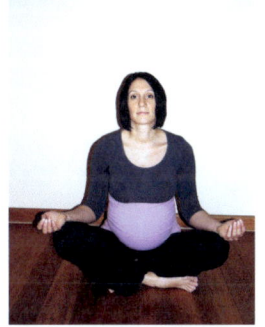 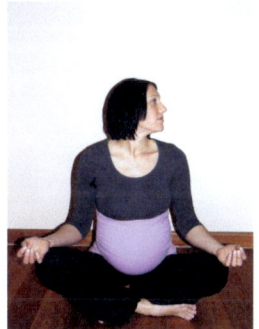

Hände auf die Knie auflegen. Wer möchte kann die Mudrahaltung einnehmen und den Daumen und Zeigefinger zusammenhalten. Diese Mudrahaltung fördert zusätzlich die Atmung. Diese Übung kann im Schneidersitz oder auf dem Ball durchgeführt werden. Der Rücken und der Kopf sind gerade.

Bewege langsam den Kopf zur Seite bis zur Schulter und atme dabei durch die Nase ein. Drehe dann den Kopf wieder zur Mitte zurück und atme durch den Mund aus.

Das gleiche auf der anderen Seite.

Wiederhole diese Übung insgesamt jede Seite 20 Mal.

Wer möchte, kann diese Übung mit geschlossenen Augen durchführen.

WIRKUNG: *Diese taoistische Atmung von Hirsch und Kranich ist zur Stärkung der Halswirbelsäule, der Schilddrüse und der Sehkraft der Augen. Diese Atmung bringt Ruhe und Zufriedenheit. Sie hilft abzuschalten und bei Schlaflosigkeit.*

Der Schmetterling

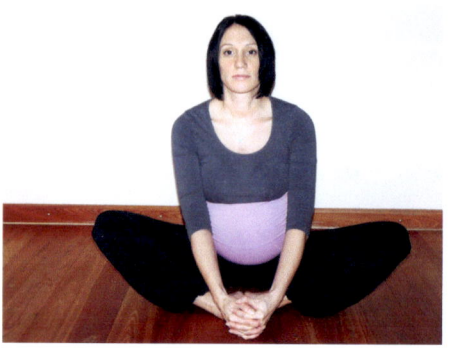

Stelle die Fußsohlen zueinander und umgreife mit den Händen die Fußzehen. Dann beginne aus den Oberbeinen heraus eine leichte Wipp-
Bewegung von oben nach unten, wie bei einem Schmetterlingsflügel.
Führe die Übung, wenn möglich, 5 Minuten lang in deinem Tempo
durch.

WIRKUNG: *Diese Übung dehnt und entspannt die Hüften und hilft die
Wirbelsäule aufzurichten. Sie fördert die Gefühle von Leichtigkeit und
Zufriedenheit. Sie wirkt ausgleichend auf den Unterleib.*

Die Brücke

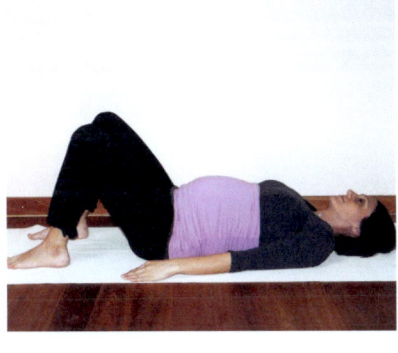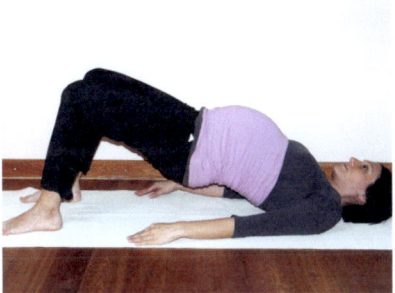

Lege dich ganz entspannt auf den Boden. Die Arme liegen ganz locker neben dem Körper. Die Füße sind schulterbreit auseinander und stehen mit der Fußsohle fest auf dem Boden.

Drücke dich langsam nach oben und halte kurz die Spannung, und komme langsam wieder auf die Matte zurück.

Wiederhole dies 18 Mal.

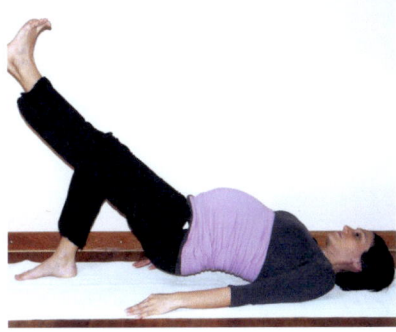

ZUR STEIGERUNG UND FÜR FORT-GESCHRITTENE:

Strecke ein Bein aus und ziehe die Fußzehen zu dir - halte kurz die Position. Die Oberschenkel sollten beide in einer Höhe sein. Vergiss nicht, trotz der Anspannung zu atmen.

WIRKUNG: *Diese Übung nimmt Spannungen aus der Lendenwirbelsäule und stärkt die Beine und das Gesäß. Sie ist gut für die Verdauung und die Wirbelsäule bleibt flexibel.*

Die geschmeidige Katze

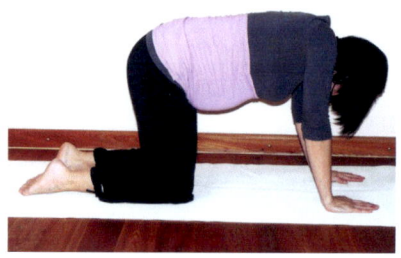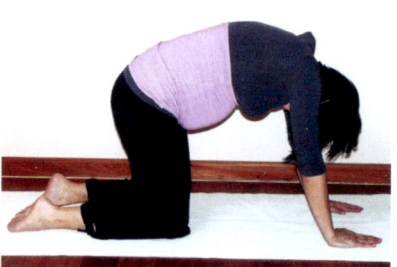

Gehe in den Vierfüßlerstand. Lege die Fußzehen auf die Matte auf und stütze dich mit den Händen ab. Drücke deinen Rücken hoch zu einem Katzenbuckel, richtig schön rund und atme dabei aus. Senke den Kopf nach unten Richtung Brustbein.

Dann atme ein und mache den Rücken wieder gerade. Bewege den Kopf nach oben. Der Blick richtet sich gen Himmel und du atmest dabei ein.

Wiederhole diese Übung 18 Mal, für Fortgeschrittene 36 Mal.

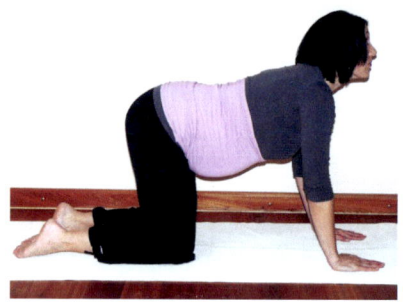

WIRKUNG: *Entspannt den Druck in den Bandscheiben, wirkt als Energiepumpe im Kreuzbeinbereich, kräftigt die Gebärmutter und löst Verspannungen im unteren Rücken. Wirkt entspannend bei einsetzenden Wehen und ist hilfreich zur Vorbereitung der Entbindung*

Entspannungsübung
nach der geschmeidigen Katze

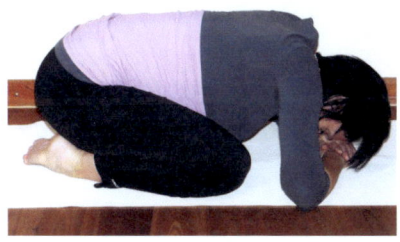

Zur Entspannung lege deine Stirn auf die Hände auf. Und verweile für ein paar Atemzüge in dieser Position.

Spüre bewusst in deine Wirbelsäule und nehme die Wärme deines Rückens wahr.

WIRKUNG: *Diese Übung bewirkt eine bewusste Entspannung der Schultern und der Wirbelsäule und sorgt für ein Gefühl der Geborgenheit.*

Übung zur Entspannung für den Unterleib

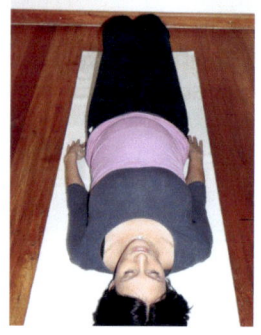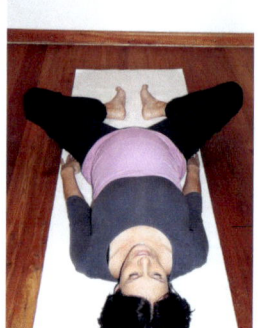

Lege dich auf den Rücken und ziehe die Beine an. Die Fußsohlen stehen gerade auf der Matte und die Knie berühren sich.

Lasse die Knie und die Beine ganz locker nach außen fallen. Bleib einen kurzen Moment in dieser Haltung, stelle sie dann wieder auf.

Wiederhole die Übung 18 Mal.

WIRKUNG: *Diese Übung wirkt entspannend auf den Unterleib und zur Lockerung der Beine. Hilfreich zur Geburtsvorbereitung.*

Die liegende Acht

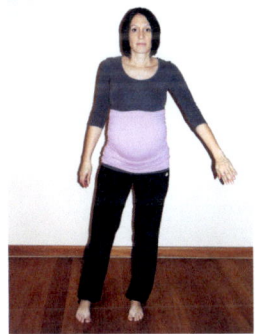 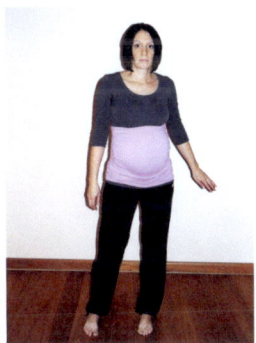 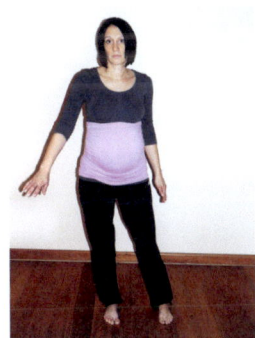

Grundstellung im schulterbreiten Stand, die Füße sind parallel zueinander. Beginne mit dem linken Fuß. Versuche dein Gewicht ein wenig zu verlagern. Als erstes auf die vordere Außenkante des linken Fußes, danach auf die hintere Außenkante des linken Fußes.

Ziehe dabei den linken Arm von vorne in einer Halbkreisbewegung nach hinten. Atme bei dieser Bewegung durch die Nase ein.

Das gleiche dann auf der anderen Seite. Das Gewicht auf die vordere Außenkante des rechten Fußes verlagern, dann auf die hintere Außenkante. Ziehe dabei den rechten Arm von vorne in einer Halbkreisbewegung nach hinten. Atme bei dieser Bewegung durch den Mund aus.

Diese Bewegungen sollten dann auf beiden Seiten so ineinanderfließen, das du mit den Fußkanten eine liegende Acht „schreiben", erkennen oder dir vorstellen kannst. Passe deine Bewegung bzw. Geschwindigkeit deinem Atemrhythmus an.

WIRKUNG: *Diese Übung baut Stress ab und unterstützt die seelische Balance. Überkreuzbewegungen fördern die Zusammenarbeit der beiden Gehirnhälften.*

Atemübung „kleiner Energiekreislauf"

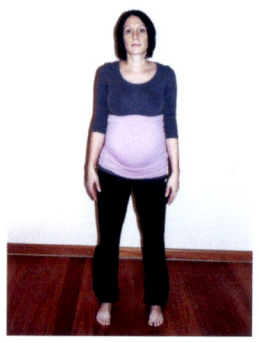 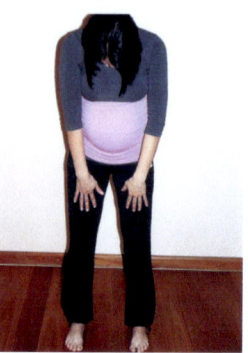 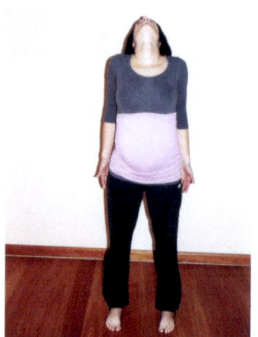

Grundstellung zur Atemübung einnehmen, um den Du Mai und den Ren Mai Meridian zu verbinden.

Beuge deinen Kopf nach vorne und atme dabei aus. Lege die Hände auf die Oberschenkel. Ziehe das Kinn zum Hals zu einem „Doppelkinn" zusammen und nehme die Schultern mit nach vorne.

Atme ein und lege den Kopf in den Nacken, ziehe dabei die Schultern mit nach hinten.

Wiederhole diese Bewegung 18 Mal.

WIRKUNG: *Diese Übung wirkt auf die Sondermeridiane Du Mai und Ren Mai. Sie wirkt wie ein Chi-Energie-Speicher.*

Beckenwippe

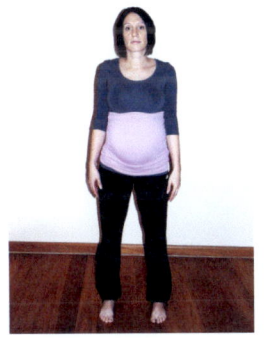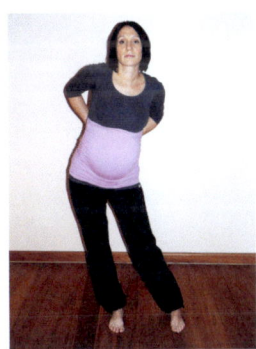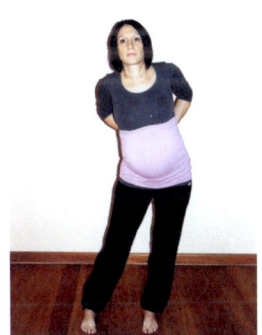

Nehme die Grundstellung ein.

Lege die Hände auf die Nieren und fange an, das Becken langsam von rechts nach links zu wippen. Bewege danach die Hüfte wie ein langsames Schaukeln zurück. Atme dabei ganz normal weiter und genieße dieses sanfte Bewegung.

Führe die Übung mindestens 5 höchstens 10 Minuten durch.

WIRKUNG: *Diese Bewegung wirkt harmonisierend und entspannend. Das sanfte Schaukeln fördert unseren mütterlichen Urinstinkt und wirkt ausgleichend und beruhigend fürs Baby.*

Hundert Leiden vertreiben

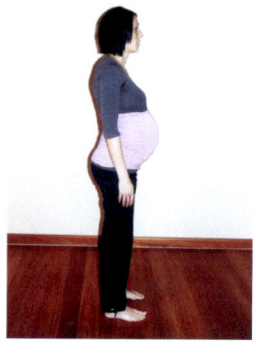 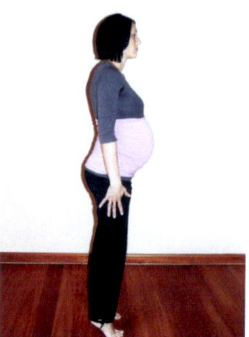

Nehme wieder die Grundhaltung ein. Hebe langsam die Fersen vom Boden ab und gehe so weit nach oben, wie es für dich angenehm ist. Spreize deine Finger weit auseinander.

Die Fingerspitzen zeigen zum Boden. Verweile einen Moment in dieser Position und komme dann entspannt mit den Fußsohlen wieder auf den Boden zurück. Die Finger sind wieder locker.

Wiederhole diese Übung mindestens 36 Mal.
Für Fortgeschrittene 50 Mal.

WIRKUNG: *Diese Übung wirkt harmonisierend für den Blutdruck, zur Stabilisierung der Wirbelsäule und zur Aufrechterhaltung des energetischen Körpergleichgewichts. Gut gegen Wadenkrämpfe, schmerzende Fußsohlen und bei Verdauungsproblemen.*

Schulterkreisen

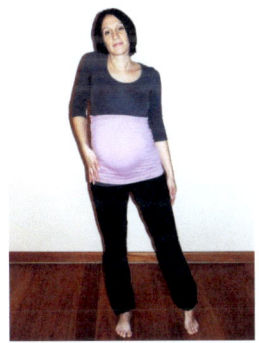 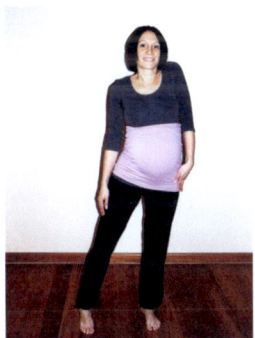

Nehme die Grundhaltung ein. Verlagere das Körpergewicht auf die linke Seite und stelle den rechten Fuß auf die Zehenspitzen auf, kreise dabei die linke Schulter in einer großen Kreisbewegung von vorne nach hinten.

Verlagere das Körpergewicht auf die rechte Seite und stelle den linken Fuß auf die Zehenspitzen auf, kreise dabei die rechte Schulter in einer großen Kreisbewegung von vorne nach hinten.

Wiederhole dies 18 - 36 Mal.

WIRKUNG: *Diese Übung aktiviert die rechte und die linke Gehirnhälfte, fördert das Gleichgewicht und schafft einen Ausgleich für die rechts- und links-Verlagerung und Koordination des Körpers. Sie hilft bei Schulter- und Rückenverspannungen.*

Die Gottesanbeterin

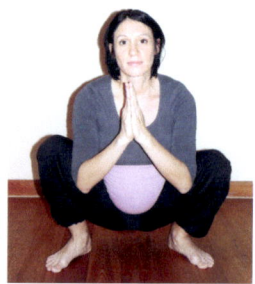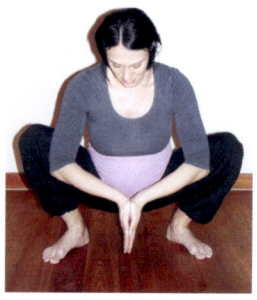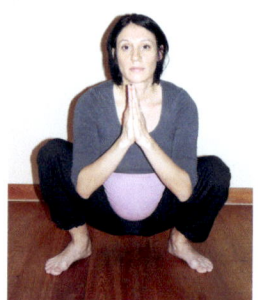

Anfangsposition: Gehe in die Hocke, wenn möglich stelle die Fußsohlen ganz auf dem Boden auf. Die Ellbogen drücken leicht gegen die Innenseite der Knie.

Drücke dann mit den Ellbogen die Knie auseinander, drehe die Hände Richtung Boden und atme dabei aus. Lasse hierbei bewusst die verbrauchte Energie in die Erde fließen.

Nehme den Druck der Ellbogen auf die Knie zurück und bringe deine Hände mit den Fingerspitzen nach oben zeigend in die Anfangsposition zurück.

Wiederhole diese Übung 18 Mal.

WIRKUNG: *Sie dient als Herzschutzübung, die Organe und Meridiane werden massiert, hilft bei Verstopfung und öffnet das Becken und erleichtert die Entbindung. Sie streckt die Waden- und Oberschenkelmuskulatur.*

Schambeinmassage

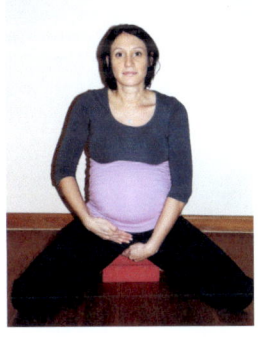 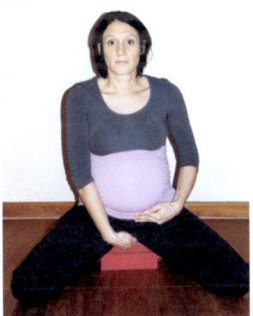

Setze dich auf ein Meditationskissen, einen Sitzhocker oder einen Yogablock. Lege deine linke Hand auf dein Schambein. Und massiere mit der rechten Hand den Unterbauch im Uhrzeigersinn.

Wiederhole diese Übung 18 Mal.

Lege deine rechte Hand auf dein Schambein und massiere mit der linken Hand den Unterbauch gegen den Uhrzeigersinn.

Wiederhole diese Übung 18 Mal.

WIRKUNG: *Diese Übung harmonisiert den Unterleib und wirkt auf den Milz-, Magen-, Nierenmeridian und den Ren Mai Meridian. Hier liegt das Meer der Yin-Energie, auch das endokrine System oder Hormonsystem genannt.*

Herzübung

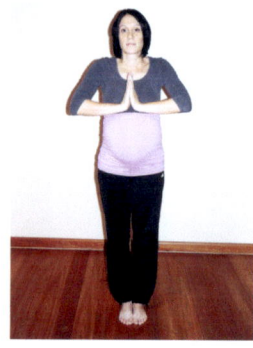 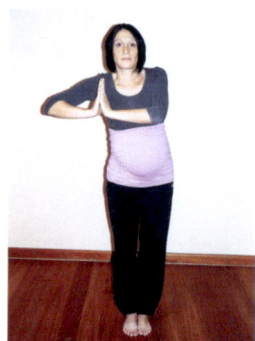

Komme in die Grundposition und falte die Hände vor deinem Brustbein. Stelle die Beine und Füße aneinander.

Schiebe dann zuerst die Handflächen und Arme auf die rechte Seite. Achte darauf, das die Unterarme eine horizontale Linie bilden. Sinke nun leicht in die Knie, drücke sie aneinander und schiebe sie in die Gegenrichtung auf die linke Seite.

Atme dabei aus.

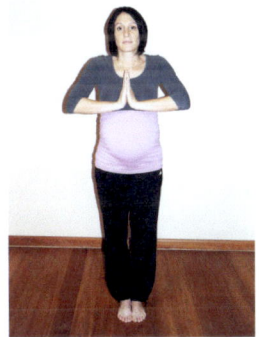 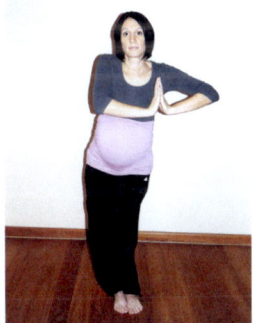

Komme zur Mitte zurück und atme dabei ein.

Wiederhole die Übung und schiebe die Handflächen und Arme auf die linke Seite. Sinke leicht in die Knie, drücke sie aneinander und schiebe sie in die Gegenrichtung auf die rechte Seite.

Der Blick ist geradeaus gerichtet und der Mund trägt ein leichtes Lächeln, die Augenbrauenmitte ist entspannt.

Wiederhole diese Übung 18 bis 36 Mal.

WIRKUNG: *Diese Übung belebt das Chi des Herzens und vertreibt das Feuer im Herzen. Sie wirkt ausgleichend auf den Herz- und Kreislaufmeridian.*

Atemübung für den kleinen Energiekreislauf im Sitzen

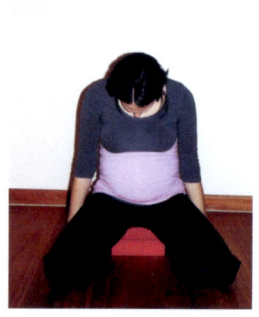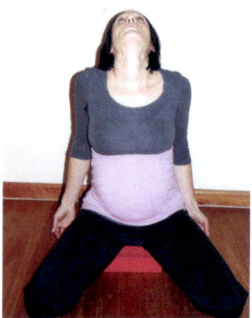

Setze dich auf einen Yogablock oder ein Meditationskissen.

Lass deinen Kopf nach vorne sinken und atme dabei aus. Die Arme hängen locker an der Körperseite. Ziehe dabei das Kinn zum Hals zu einem „Doppelkinn" zusammen. Nehme die Schultern mit nach vorne.

Atme ein und lege den Kopf in den Nacken, ziehe dabei die Schultern mit nach hinten.

Wiederhole diese Bewegung 18 Mal.

WIRKUNG: *Diese Übung wirkt auf die Sondermeridiane Du Mai und Ren Mai. Sie wirkt wie ein Chi-Energie-Speicher.*

Vorbereitungsübungen für den Kranich auf einem Bein

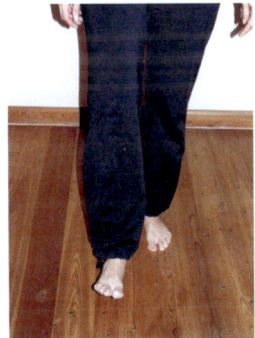 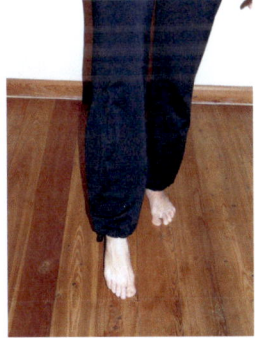 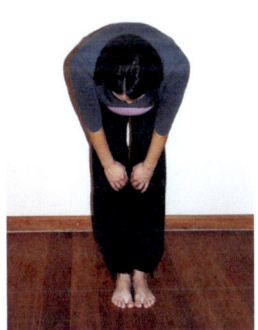

WIRKUNG: *Diese Übungen fördert das Gleichgewicht und die Beweglichkeit der Füße und Fußzehen. Sie ist gut für die Gelenke an den Beinen und Füßen, vorbeugend gegen Krampfadern und Besenreiser.*

1. VORÜBUNG: FUSSWIPPEN

Mit dem rechten Fuß beginnen, nach oben und unten 36 Mal wippen. Die Bewegung kommt aus dem Fußgelenk. Wiederhole diese Übung anschließend 36 Mal mit dem linken Fuß.

2. VORÜBUNG: KNIEGELENK

Stelle die Beine und Füße zusammen und lege die Hände ganz locker auf den Knien auf. Der Oberkörper bleibt nach vorne gebeugt (Ausgangsposition).

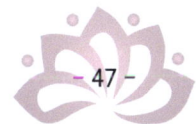

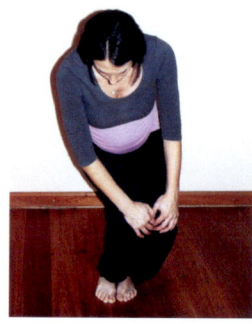 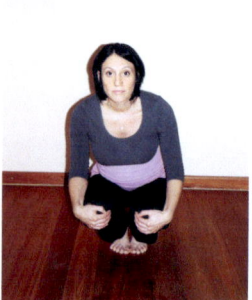

Werde locker in den Knien und bewege in einer Halbkreisbewegung die Knie von der einen Seite auf die andere Seite.

Wenn du auf der anderen Seite angekommen bist, die Knie kurz durchstrecken und wieder in einer Halbkreisbewegung von der einen Seite auf die andere Seite die Knie bewegen.

Wiederhole diese Übung 18 - 36 Mal.

Dann beginne mit der Halbkreisbewegung in die Gegenrichtung.

3. VORÜBUNG: VENENPUMPE

Stelle die Beine und Füße zusammen und lege die Hände ganz locker auf den Knien auf. Der Oberkörper bleibt während der gesamten Übung nach vorne gebeugt. Gehe nach unten in die Hocke und wieder nach oben, die Knie und Beine werden wieder durchgestreckt, der Oberkörper bleibt nach vorne gebeugt und die Hände liegen immer noch locker auf den Knien auf.

Wiederhole diese Übung 18 Mal.

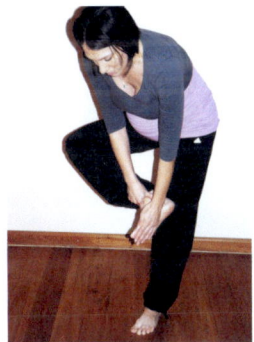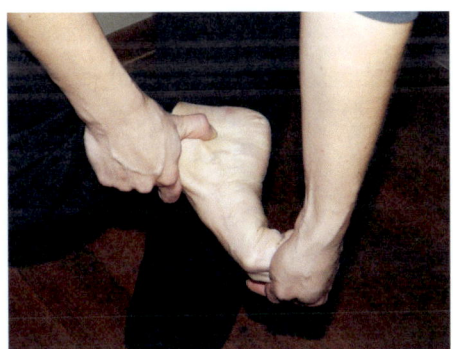

4. VORÜBUNG: FUSSSOHLEN REIBEN

Auf ein Bein stellen und die Fußsohlen mit der Handfläche auf und ab reiben. Zähle dabei bis 36. Das gleiche dann mit dem anderen Fuß.

5. VORÜBUNG: FUSSZEHEN EINKNICKEN

Danach mit der Hand die Fußzehen umfassen und 36 Mal einknicken, lösen, einknicken, lösen. Das gleiche mit dem anderen Fuß.

Der Kranich auf einem Bein

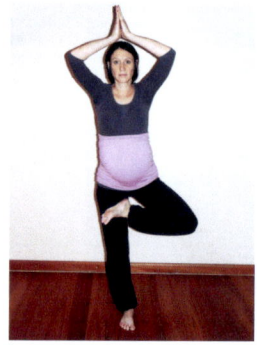 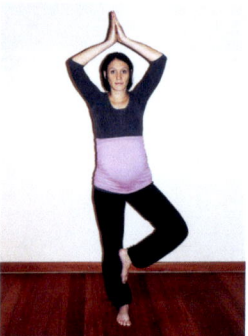

Grundstellung: Stelle dich mit geschlossenen Füßen hin, die Arme hängen locker an der Körperseite.

Versuche erst auf einem Bein stabil zu stehen und nehme dann einatmend die Arme nach oben, in der Schwangerschaft sollten die Ellbogen eingeknickt nach oben gehalten werden. Bitte die Arme nicht zu weit nach oben strecken. Halte diese Position für 9 tiefe Atemzüge.

Nehme dann die Arme ausatmend wieder nach unten und komme in die Grundstellung.

Das gleiche dann mit dem anderen Bein.

Wenn du mit deinem Bein noch nicht so weit nach oben kommst, stelle den Fuß an der Innenseite des anderen Beines an, entweder seitlich am Unterschenkel oder seitlich am Oberschenkel. Bitte nicht gegen das Kniegelenk drücken.

WIRKUNG: *Regt das gesamte Nervensystem an, schult das Gleichgewicht und aktiviert die rechte und linke Gehirnhälfte, stimuliert die 12 Hauptmeridiane, verhindert Fuß- und Beinkrämpfe, Krampfadern, kalte Füße und Beinschwäche. Sie macht Fußgelenke, Sprunggelenke und Kniegelenke geschmeidiger, zwingt die Wirbelsäule zur Aufrichtung und entlastet dadurch den Bauchraum.*

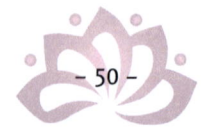

Meisteratemübung - Kranichatmung

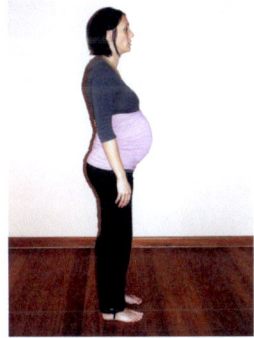 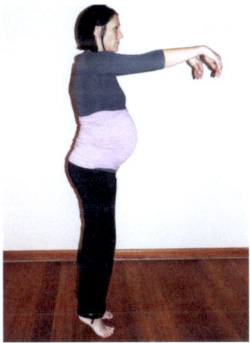 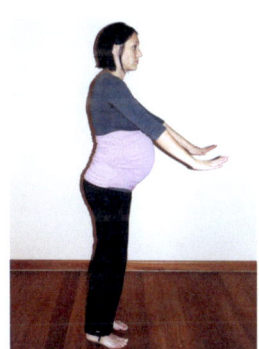

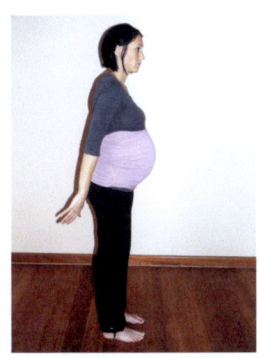

Nehme die Grundstellung ein und hebe beim Einatmen die Arme von unten nach oben bis zur Schulterhöhe. Stelle dich dabei langsam auf die Fußzehen. Die Handgelenke sind eingeknickt, die Fingerspitzen zeigen zum Boden. Und dann komme langsam wieder nach unten in die Ausgangsposition und atme dabei aus. Die Füße wieder ganz auf den Boden aufstellen.

Nun beginne wieder von vorne.

Wiederhole diese Übung 36 Mal.

WIRKUNG: *Sie hilft gegen Schlaflosigkeit, bei Übelkeit und Erbrechen, bei Nierenbeschwerden, gut für die Atmung.*

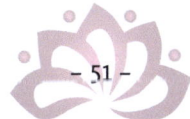

Die Teetasse

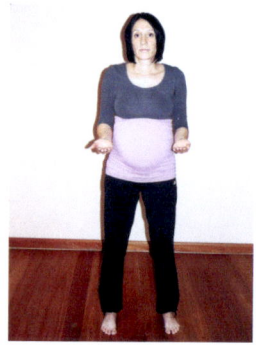 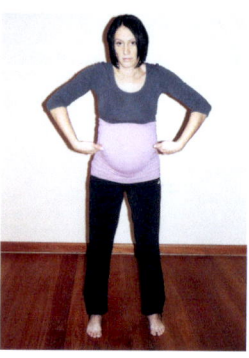 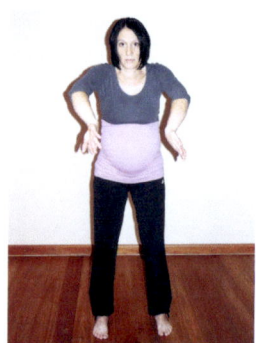

Komme in die Grundstellung und halte die Handflächen mit den Handinnenflächen nach oben vor deinem Körper. Die Hände drehen sich
jetzt nach innen ein – soweit bis sie sich wieder nach außen drehen
können.

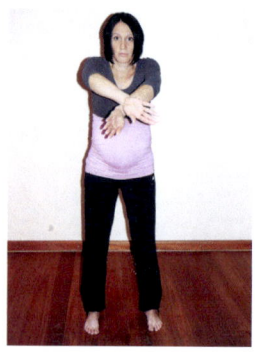 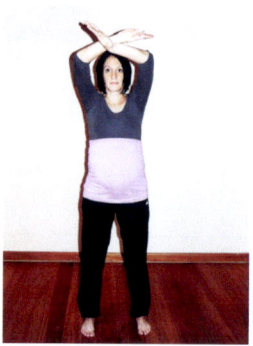 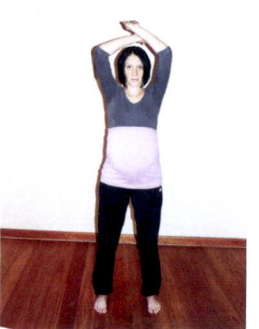

Nehme die Hände nach vorne bis du sie überkreuzen kannst.
Hebe sie dann langsam nach oben bis über den Kopf.

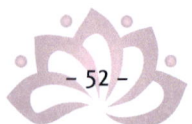

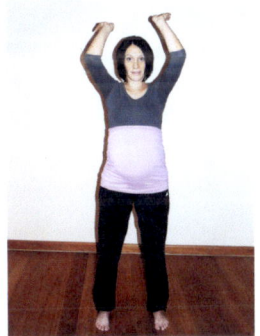 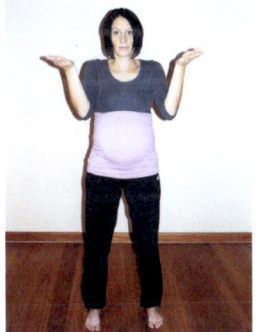 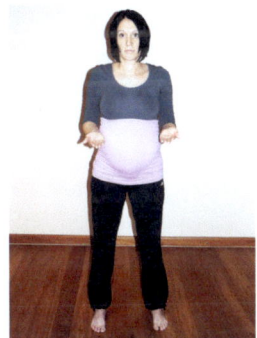

Komme langsam wieder mit den Armen nach unten. Zurück in die Ausgangsposition. Das war ein Durchgang.

Wiederhole diesen Durchgang 9 Mal.

WIRKUNG: *Diese Übung dient zur Mobilisierung der Schultern und verbes-
sert die Beweglichkeit des gesamten Oberkörpers.*

Qi Gong Gehen

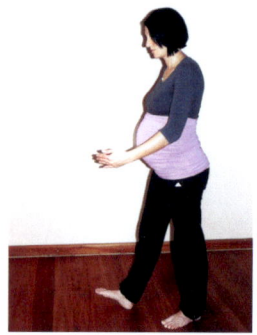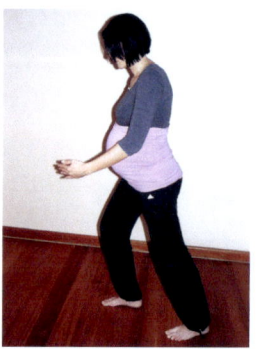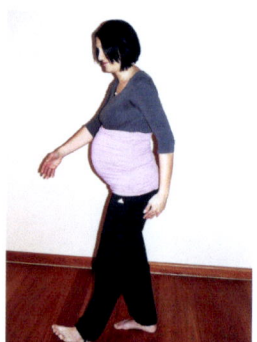

Gehe achtsam, indem du mit dem rechten Fuß beginnst.

Stelle den rechten Fuß auf die Ferse auf und nehme dabei den linken Arm nach vorne. Spreche beim aufsetzen der Ferse „xi" (tschi) (Einatmung) und rolle dann den ganzen Fuß ab und spreche dann nochmals „xi" (tschi) .

Stelle dann den linken Fuß nach vorne und rolle in langsam auf den Boden ab. Nehme den rechten Arm nach vorne und spreche dabei „ho" (Ausatmung).

Diese Bewegung in einem fließenden Ablauf immer wieder nacheinander im Kreis für ca. 5 Minuten „gehen".

Wichtig: Gehe schulterbreit, in kleinen Schritten, entspannt und locker.
Atmung: ein – ein – aus – kurze Pause

WIRKUNG: *Diese Übung dient als Gehmethode mit Fuß und Handkoordination und einer besonderen Atmung. Allgemein sorgt die Übung für eine tiefe Entspannung, fördert das zur Ruhe kommen, zeigt positive Wirkung auf den Lymphfluss, gleichzeitig werden alle Zellen des Körpers mit besonders viel Sauerstoff versorgt. Weiterhin wirkt diese Methode emotional sehr ausgleichend.*

Das Feuer regulieren

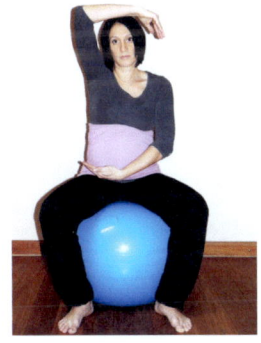 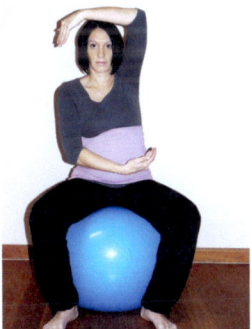

Bilde mit dem rechten Arm einen Halbkreis über dem Kopf (Handfläche zeigt nach unten) und mit dem linken Arm einen Halbkreis vor deinem Bauch (die Handfläche nach oben zeigend).

Ähnlich wie beim Symbol von Yin und Yang. In dieser Position einatmen.

Wechsel dann die Arme. Bilde mit dem linken Arm einen Halbkreis über dem Kopf und dem rechten Arm einen Halbkreis vor deinem Bauch. In dieser Position ausatmen.

Wiederhole diese Bewegung 8 Mal in deinem Atemrhythmus.

WIRKUNG: *Diese Übung hat eine beruhigende Wirkung auf die Nerven und hilft bei fiebrigen Erkrankungen.*

Die Schönheits- und Gesichtsmassagen-Übung

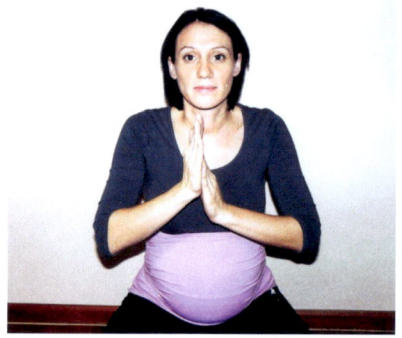 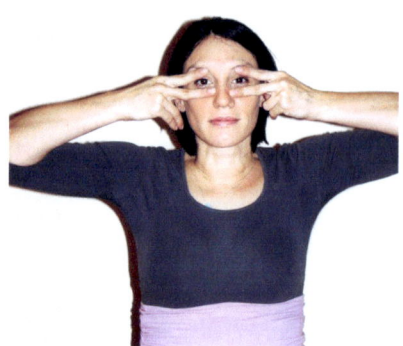

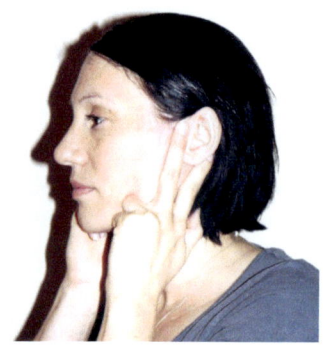

Reibe die Handflächen aneinander und zähle dabei bis 18.

Massiere danach mit dem Zeige- und Mittelfinger die Augen oben und unten sanft hin und her. Zähle dabei wieder bis 18.

Reibe dann die Handflächen wieder aneinander und zähle dabei bis 18.

Massiere die Ohren mit Zeige- und Mittelfinger von oben nach unten und umgekehrt für 18 Wiederholungen.

Reibe dann die Handflächen wieder aneinander und zähle dabei bis 18.

Dann ist der Mund an der Reihe. Reibe mit der Außenkante der Zeigefinger über und unter den Lippen hin und her. Zähle wieder bis 18.

Reibe dann wieder die Hände aneinander und zähle dabei bis 18.

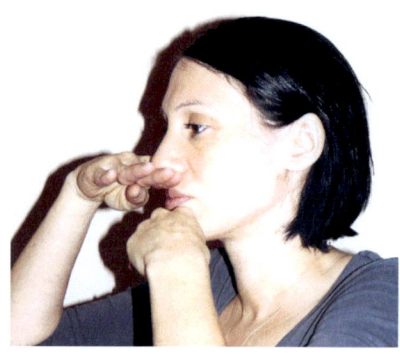

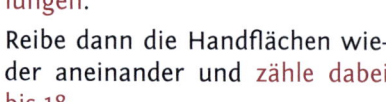

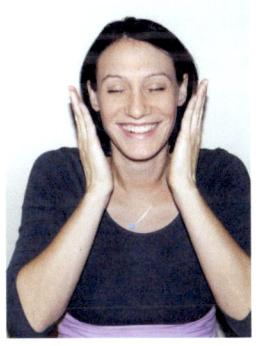

Klopfe 18 Mal mit den Handflächen die Wangen.

Reibe danach wieder die Handflächen aneinander und zähle dabei bis 18.

Streife sanft mit den Fingern den Hals von unten nach oben für 18 Wiederholungen.

Reibe dann die Daumenaußenseiten aneinander und zähle dabei bis 18.

Verschränke dabei die anderen Finger ineinander und reibe vom Nasenbein bis zum Nasenflügel auf und ab für 18 Wiederholungen.

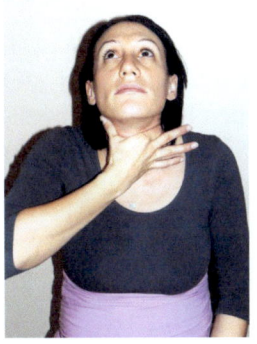

Beende diese Übung indem du mit den Fingerspitzen von der Stirn bis zum Hinterkopf – und vom Hinterkopf wieder vor zur Stirn klopfst für 18 Wiederholungen.

WIRKUNG: *Sie dient der Anregung der fünf Sinne, der Schönheits- und Verjüngungspflege. Sie helfen Verspannungen des Tages zu lösen und Sorgen und Stress unsichtbar werden zu lassen.*

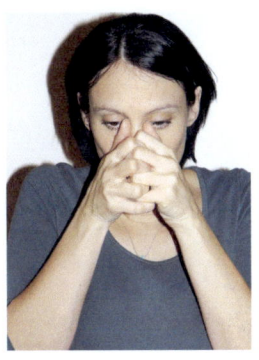

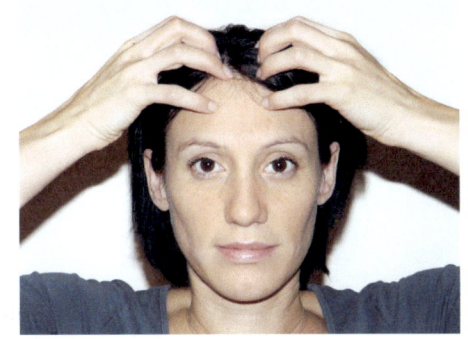

Die Faust stoßen (8 Brokate)

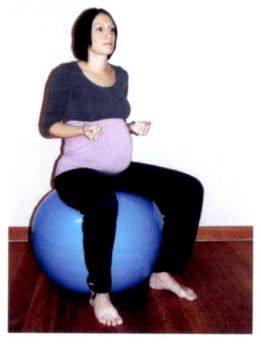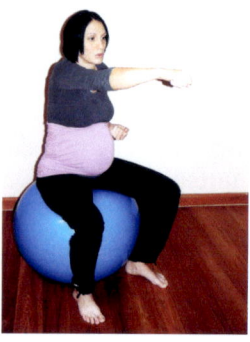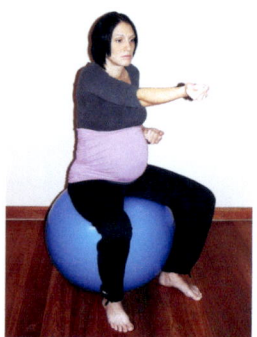

Diese Übung kann im Sitzen oder Stehen durchgeführt werden.

Hände zur Faust ballen, die Daumen sind außen. Rechte Faust nach vorne stoßen und dabei ausatmen, gedanklich alles loslassen und Frust, Wut, Zorn und negative Emotionen durch den Mund ausatmen.

Die Faust zurückziehen und dabei neue frische Energie durch die Nase einatmen. Die gleiche Übungsabfolge mit der anderen Faust durchführen.

Jede Seite 8 Mal wiederholen.

WIRKUNG: *Sie bringt das Chi zum Strömen und soll den Strom der inneren Kräfte stärken.*

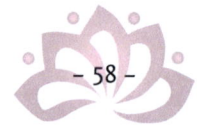

Energie einsammeln

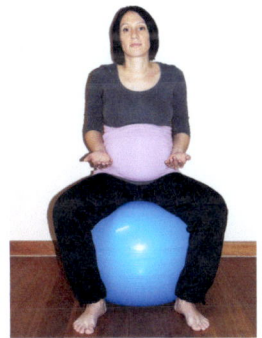 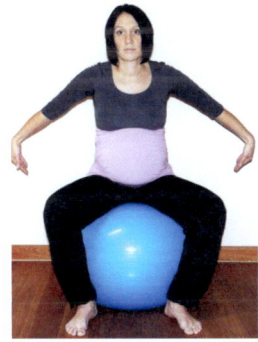 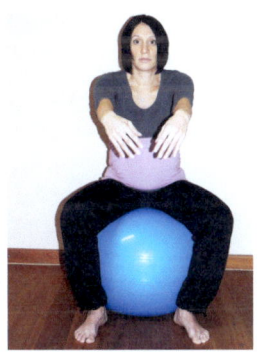

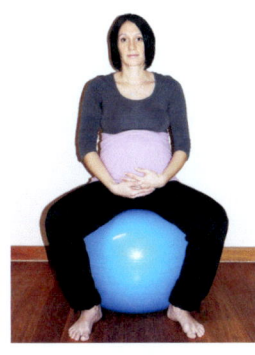

Diese Übung kann im Sitzen oder Stehen durch-geführt werden.

Die Hände sind seitlich auf Hüfthöhe, Hand-flächen zeigen nach oben. Arme nach außen ziehen und mit den Armen einen großen Kreis nach vorne bilden.

Vorne die Hände Richtung Unterbauch ziehen und für 3 Atemzüge dort liegen lassen.

Die Energie der Übungen bewusst speichern.

Entspannt auf den Flügeln der Phantasie
Nimm dir Zeit, um zu träumen,
es ist der Weg zu den Sternen.
Nimm dir Zeit, um zu lieben,
es ist die wahre Lebensfreude.
Nimm dir Zeit, um froh zu sein,
es ist die Musik der Seele.
(Irische Weisheit)

EINE KLEINE ENTSPANNUNGSREISE FÜR DICH

Vielleicht kannst du dir diese Reise vorlesen lassen und eine Entspannungsmusik-CD einlegen.

Die .... Punkte bedeuten immer eine Pause von 3 – 5 Sekunden.

DEIN ORT DER KRAFT
Setze oder lege dich ganz entspannt hin und schließe deine Augen.

Und während du .... so behaglich.......... in diesem Raum .....ruhst...entsteht vor deinem inneren Auge......dieser Ort in der Natur...an dem du dich wirklich ......gut .....fühlst.
Dieser Ort taucht........jetzt...oder gleich.....aus deiner Erinnerung auf ....oder er entsteht ganz neu vor deinem inneren Auge.....erst langsam........und jetzt .....immer deutlicher.
Das kann ein Ort am Meer sein....oder.......in den Bergen....ein Hügel vielleicht......im Wald....oder auf einer Wiese......neben einem Bach......Vielleicht.....ist da ein Baum......oder Felsen.....Du kannst neugierig sein........ welcher Ort sich dir zeigt.....und wie es dort aussieht..........

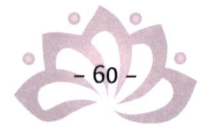

…………….An diesem Ort…..an dem du dich …….so wohl fühlst……schau dich um ….was gibt es hier zu sehen………….an deinem Ort?....

………..Wenn Du dich so umsiehst…..und alles wahrnimmst……was es dort …..zu sehen gibt….so entdeckst du….vielleicht……einen Platz……der dich einlädt…….dich niederzulassen…….ganz bequem…und zu spüren….. was es zu spüren gibt……………. den Boden unter deinem Körper……… Erde……..Felsen……..oder Gras……Sand vielleicht……… oder etwas ganz anderes, an deinem Ort.

Was kannst du spüren?.......

……… Und dann ist da noch das Licht auf deiner Haut……Vielleicht auch ein Wind….ganz leicht…..oder kräftig….. Während du immer mehr……. spürst…….und siehst….öffnen sich deine Ohren weit…..und sie neh-men………..alle Geräusche auf…….die an deinem Ort ….zu hören sind….. Wind……oder Wasser…..Vogelgezwitscher…..summende Insekten….viel-leicht aus weiter Ferne Stimmen……. Und vielleicht…..nimmst du auch ………Gerüche wahr………..den besonderen Duft dieses Ortes……..an dem du dich ………..so wohl fühlst…….. ….. Und es ist…….so gut…….an diesem Ort zu sein………behaglich…..auf diesem Platz……… verbunden….so viel lebendige Kraft……..hier…und die Kraft……..aufzunehmen…..in deinen Körper strömen zu lassen………..dich ganz…..damit aufzufüllen……… leicht…… lebendig…….Kraft…….die dich stärkt……

……So gut……..diesen Ort zu wissen………..in dir…………..und sicher zu sein…….du kannst jederzeit…..wieder hierher zu dieser Kraft…an diesen Ort……… zurückkommen und dich stärken……..ganz leicht….wann im-mer………du möchtest…. ………

………. Und wenn es jetzt Zeit ist für dich……kehrst du wieder zurück……. in diesen Raum…..hier…… gestärkt…und…kraftvoll… Du räkelst dich……. reckst ……..und streckst dich……bist..ganz erfrischt………wach……im Hier und Jetzt…..

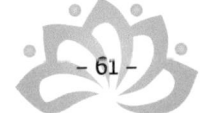

In Liebe, Dankbarkeit und Freude. Andrea

*Ein herzliches Dankeschön an Luisa Martins de Almeida,
Stefanie Scherbel und Ralf Jakob für Eure Unterstützung.*